"Manuale dell'Oss: Alla Scoperta della Cura Socio-Sanitaria in Italia"

"Una Guida Completa per il Concorso e la Professione dell'Oss"

Capitoli:

1. Introduzione all'Operatore Socio Sanitario

Il ruolo e l'importanza dell'Oss nel sistema sanitario italiano

2. La Storia dell'Assistenza Socio-Sanitaria in Italia

Dalla fine della Seconda Guerra Mondiale ai giorni nostri

Evoluzione delle politiche sanitarie e sociali in Italia

3. Cultura Generale Italiana per l'Oss

L'arte, la cultura e la storia italiana

Come gestire la comunicazione con i pazienti e i loro familiari

Comunicazione con il team medico

8. Prove Pratiche per il Concorso Oss

Esempi di prove scritte e pratiche

Consigli per prepararsi al meglio

9. L'Oss come Membro del Team Sanitario

Collaborazione con altri professionisti della salute

Gestione delle situazioni di emergenza

10. Il Futuro dell'Oss in Italia

Sfide e opportunità nella professione dell'Oss

Aggiornamenti e formazione continua

Conclusione

Oss

Introduzione

In un mondo in costante evoluzione, l'assistenza socio-sanitaria è un pilastro fondamentale per la salute e il benessere delle comunità. In questo libro, non troverete un testo accademico complesso, ma un viaggio emozionante alla scoperta di una figura cruciale in questo mondo: l'Operatore Socio Sanitario, meglio noto come Oss.

Il nostro obiettivo è chiaro: spiegare in modo accessibile e coinvolgente chi è l'Oss, quali sono i suoi doveri e le sue capacità, e perché la sua figura è così preziosa nell'ambiente sanitario. La nostra intenzione è quella di offrire una panoramica completa di questa figura, mettendo in luce l'importanza di ogni professione nell'ambito della salute, poiché ogni ruolo è un tassello indispensabile in un mosaico complesso.

L'Oss potrebbe essere un termine sconosciuto per molti, o confuso con altre figure sanitarie. Tuttavia, nel corso delle pagine che seguiranno, speriamo di gettare luce su questa figura straordinaria, affrontando in modo chiaro e coinvolgente ciò che un Oss fa, quali sfide affronta e quali opportunità offre. Ma non vogliamo fermarci qui. Nel corso del nostro viaggio, sottolineeremo l'importanza di ogni figura nell'ambito della salute, dalla collaborazione tra professionisti alla sinergia tra diversi ruoli.

Ogni professione ha un suo scopo, un suo valore e una sua unica missione nel garantire cure di alta qualità e supporto ai pazienti. Gli infermieri, i medici, gli Oss e tanti altri professionisti lavorano insieme come un team ben coordinato, ognuno portando il proprio contributo unico all'obiettivo comune: il benessere dei pazienti.

Quindi, iniziamo il nostro viaggio alla scoperta del mondo dell'assistenza socio-sanitaria, esplorando chi sono gli Oss, cosa fanno e perché la loro figura è così significativa. Ma ricordate sempre, questo non è un libro di testo, è un viaggio che speriamo vi ispirerà a riconoscere e apprezzare il valore di ogni figura nell'ambito della salute. Ogni professionista è un eroe silenzioso, un custode del benessere, e ogni ruolo è cruciale in questo affascinante mondo che è la salute. Buon viaggio!

Capitolo 1: Introduzione all'Operatore Socio Sanitario -

Il ruolo e l'importanza dell'Oss nel sistema sanitario italiano

Benvenuti in questo viaggio alla scoperta del meraviglioso mondo degli Operatori Socio Sanitari (Oss) e del loro ruolo imprescindibile nel sistema sanitario italiano. Iniziamo con un tuffo nel passato per comprendere come e perché è nata questa figura così essenziale.

I Primi Passi della Cura Socio-Sanitaria: Gli Anni del Dopoguerra

Era il secondo dopoguerra, gli anni '50. L'Italia si stava lentamente riprendendo dai devastanti effetti della Seconda Guerra Mondiale. In quegli anni difficili, l'assistenza sanitaria era un'esigenza primaria. Tuttavia, la figura dell'Oss, come la conosciamo oggi, non esisteva ancora.

La cura dei malati e degli anziani ricadeva principalmente sulle spalle delle suore e dei volontari. Erano loro, con il loro spirito altruista e la dedizione, a garantire assistenza a chi ne aveva bisogno. Ma le esigenze crescevano, e si rese evidente la necessità di una figura più specializzata, in grado di fornire cure efficaci e compassione in un mondo che cambiava rapidamente.

L'Evolvere delle Esigenze Sanitarie

Negli anni '60, con l'aumento della popolazione anziana e la comparsa di nuove sfide sanitarie, nacque il bisogno di professionisti con competenze specifiche nel campo dell'assistenza socio-sanitaria. Furono sviluppati i primi corsi di formazione per gli operatori sanitari, dando vita a una nuova categoria di professionisti della salute: gli Operatori Socio Sanitari.

La Nascita dell'Oss: Gli Anni '70 e '80

Fu solo negli anni '70 e '80 che questa figura iniziò a prendere forma. L'Oss, inizialmente noto come "Assistente Sanitario," divenne un pilastro nel sistema sanitario italiano. La sua importanza crescente fu sottolineata dal fatto che il paese stava affrontando cambiamenti demografici significativi, con una popolazione sempre più anziana e una maggiore attenzione alla cura domiciliare.

I Pionieri dell'Assistenza Socio-Sanitaria

Ogni grande cambiamento nella storia ha i suoi eroi silenziosi.
Tra le figure che hanno contribuito all'evoluzione dell'Oss, ci
sono state infermiere, medici, e volontari straordinari che hanno
lavorato duramente per garantire cure a coloro che ne avevano
bisogno. È grazie al loro impegno e alla loro dedizione che oggi
possiamo contare su professionisti dell'assistenza socio-sanitaria
altamente qualificati.

Questo primo capitolo ci fa comprendere quanto sia radicata e
importante la figura dell'Oss nel sistema sanitario italiano. Essi
sono il cuore pulsante della cura socio-sanitaria, portando con
sé una tradizione di dedizione e compassione che affonda le
radici nel passato. Negli anni a venire, scopriremo come l'Oss si
è evoluto e continua a svolgere un ruolo cruciale nell'assistenza
e nella cura della popolazione italiana.

Capitolo 2: La Storia dell'Assistenza Socio-Sanitaria in Italia

Il Cammino Verso la Cura: Dalla Fine della Seconda Guerra Mondiale ai Giorni Nostri

Nel capitolo precedente, abbiamo fatto un viaggio nei decenni passati per comprendere le origini dell'Operatore Socio Sanitario (Oss) in Italia. Ora, continuiamo il nostro percorso attraverso la storia dell'assistenza socio-sanitaria in questo affascinante Paese, esplorando le tappe cruciali che hanno segnato il cammino dall'immediato dopoguerra fino ai giorni attuali.

Dalla Fine della Seconda Guerra Mondiale ai Giorni Nostri

La fine della Seconda Guerra Mondiale portò l'Italia a una fase di ricostruzione nazionale. Era una nazione devastata, con un sistema sanitario fragile. La popolazione soffriva, e la necessità di assistenza socio-sanitaria era impellente. Le suore e i volontari continuarono a svolgere un ruolo fondamentale, ma con l'aumento delle esigenze, l'istituzione di corsi di formazione per gli operatori sanitari divenne essenziale.

Gli anni '60 e '70 furono un periodo di crescita per il sistema sanitario italiano. Vennero istituite nuove strutture ospedaliere e servizi sanitari, mentre si rafforzava l'importanza dell'assistenza domiciliare. L'idea di fornire assistenza direttamente presso il domicilio del paziente divenne un pilastro dell'assistenza socio-sanitaria italiana.

Negli anni '80, con il riconoscimento ufficiale dell'Operatore Socio Sanitario come figura professionale, l'Italia compì un passo importante verso il miglioramento dell'assistenza socio-sanitaria. La formazione specifica per gli Oss divenne obbligatoria, garantendo una base solida di competenze.

Evoluzione delle Politiche Sanitarie e Sociali in Italia

L'evoluzione delle politiche sanitarie e sociali in Italia è stata un elemento chiave nella crescita dell'assistenza socio-sanitaria nel Paese. Nel corso degli anni, il governo e le istituzioni hanno introdotto varie riforme e iniziative per migliorare l'accessibilità ai servizi sanitari e promuovere una migliore qualità della vita per i cittadini.

Una delle riforme più significative fu la creazione del Servizio Sanitario Nazionale (SSN) nel 1978. Questo sistema pubblico di assistenza sanitaria aveva come obiettivo principale garantire a tutti i cittadini l'accesso a cure mediche di base. L'SSN contribuì notevolmente a migliorare l'accessibilità ai servizi medici in tutta Italia.

Negli anni '90 e nei primi anni del nuovo millennio, si assistette a ulteriori riforme sanitarie e sociali, con un crescente impegno verso la decentralizzazione del sistema sanitario e un maggiore coinvolgimento delle regioni nella gestione delle risorse sanitarie.

La creazione di programmi di assistenza domiciliare e l'incremento delle cure palliative segnarono ulteriori passi avanti. Questi cambiamenti enfatizzarono l'importanza del ruolo dell'Operatore Socio Sanitario, poiché essi divennero i pilastri dell'assistenza domiciliare, fornendo cure e supporto ai pazienti nel comfort delle loro case.

Negli ultimi anni, l'assistenza socio-sanitaria in Italia è stata fortemente influenzata da questioni demografiche, tra cui l'invecchiamento della popolazione. L'assistenza agli anziani è diventata un aspetto cruciale, con una crescente domanda di professionisti in grado di gestire le sfide legate all'invecchiamento.

Questo capitolo ci ha condotto attraverso un affascinante viaggio nella storia dell'assistenza socio-sanitaria in Italia, evidenziando le sfide e le opportunità che hanno contribuito a plasmare il ruolo dell'Operatore Socio Sanitario. Nelle prossime pagine, esploreremo ulteriori dettagli sulle competenze e le responsabilità degli Oss e come essi continuano a essere pilastri insostituibili nel sistema socio-sanitario italiano.

Capitolo 3: Cultura Generale Italiana per l'Oss

Esplorando il Cuore e l'Anima della Nazione

Nel nostro percorso alla scoperta dell'essenza dell'Operatore Socio Sanitario (Oss), arriviamo a un capitolo cruciale che riguarda la conoscenza della cultura italiana e l'importanza della multiculturalità nell'assistenza socio-sanitaria. Essere un Oss non significa solo fornire assistenza pratica, ma anche comprendere l'ambiente culturale in cui ci si trova.

L'Arte, la Cultura e la Storia Italiana

Per comprendere appieno il contesto in cui si svolge l'assistenza socio-sanitaria in Italia, è essenziale avere una solida base di conoscenze sulla storia, l'arte e la cultura del paese. Questo ci consente di stabilire un legame più profondo con i pazienti e di apprezzare meglio la ricchezza culturale che caratterizza l'Italia.

Dopo la Seconda Guerra Mondiale, l'Italia ha attraversato una fase di rinascita culturale e artistica, con movimenti come il Neorealismo cinematografico e la rinascita dell'arte contemporanea. Questi movimenti hanno contribuito a plasmare l'identità culturale italiana e hanno affrontato temi sociali e umani di grande rilevanza.

Gli anni '60 e '70 sono stati un periodo di fervore culturale e di attivismo politico. Nel 1966, l'Italia ospitò i Campionati Mondiali di Calcio, un evento che ha ispirato un'ondata di nazionalismo e orgoglio italiano. Nel 1968, si verificarono importanti proteste studentesche, e i movimenti femministi iniziarono a prendere piede.

Negli anni '80, l'Italia fu un centro mondiale per la moda e il design, con città come Milano che divennero importanti hub creativi. Questa era vide anche la nascita di movimenti artistici e culturali influenti come il "Transavanguardia."

La conoscenza della cultura italiana non riguarda solo l'arte contemporanea, ma anche le radici storiche che risalgono all'antica Roma e oltre. Comprendere l'importanza dei periodi come il Rinascimento e il Risorgimento ci aiuta a capire meglio l'orgoglio e la cultura italiana.

L'Importanza della Multiculturalità nell'Assistenza

L'Italia è diventata sempre più multiculturalista con l'immigrazione di persone provenienti da tutto il mondo. Questo ha portato a una società più diversificata e ha posto sfide e opportunità per l'assistenza socio-sanitaria. La multiculturalità richiede un approccio sensibile alle diverse culture e tradizioni dei pazienti.

Dal 1948, con l'approvazione della Costituzione Italiana, l'accesso alle cure mediche è stato garantito come diritto fondamentale. Nel corso degli anni, l'Italia ha promosso una sanità pubblica che è riconosciuta a livello internazionale per la sua qualità e accessibilità. Il Servizio Sanitario Nazionale (SSN) è stato istituito nel 1978 e ha contribuito in modo significativo a migliorare l'assistenza sanitaria pubblica.

Negli ultimi decenni, l'Italia ha visto una crescita nell'assistenza sanitaria privata, con l'apertura di cliniche e ospedali privati. Tuttavia, la sanità pubblica continua a essere la principale fonte di assistenza per la maggior parte dei cittadini italiani, garantendo l'accesso a cure di base di alta qualità.

Durante questo periodo, molte figure importanti nella sanità italiana hanno giocato un ruolo cruciale. Il medico e senatore

Giovanni Lorenzoni ha contribuito all'istituzione del SSN, mentre il ministro della Salute Giulio Andreotti ha svolto un ruolo fondamentale nell'approvazione di leggi per l'assistenza sanitaria.

Comprendere la cultura e la storia italiana, nonché la differenza tra sanità pubblica e privata, è fondamentale per un Oss. Questo non solo consente una migliore comunicazione con i pazienti, ma anche una maggiore consapevolezza delle politiche sanitarie che influenzano il lavoro quotidiano. Nel prossimo capitolo, esploreremo le competenze pratiche e le procedure sanitarie fondamentali che ogni Oss deve conoscere per fornire assistenza di alta qualità.

Capitolo 4: Principi Etici e Deontologia nell'Assistenza Socio-Sanitaria

Navigando il Mare dei Principi Morali e del Rispetto

In questo capitolo, esploreremo il mondo dei principi etici e della deontologia nell'assistenza socio-sanitaria, aspetti fondamentali per un Operatore Socio Sanitario (Oss). Imparare a navigare il complesso panorama etico è essenziale per fornire assistenza di qualità e mantenere la fiducia dei pazienti. Esamineremo in dettaglio cosa sia un codice etico e come il rispetto della privacy e della dignità del paziente sia centrale nella pratica dell'Oss.

Il Codice Etico dell'Oss: Guida per una Condotta Morale

Sebbene non esista un codice etico specifico per gli Operatori Socio Sanitari, è fondamentale comprendere cosa significhi seguire un codice etico in generale. Un codice etico è un insieme di principi morali che guidano il comportamento di una persona nella sua professione. Per un Oss, questo significa adottare un approccio etico verso il proprio lavoro e i pazienti.

Un codice etico per un Oss può includere:

1. Rispetto: Trattare ogni paziente con rispetto e dignità, indipendentemente dalla loro età, origine, genere o condizione.

2. Integrità: Mantenere l'onestà e la trasparenza in ogni aspetto dell'assistenza sanitaria e riferire qualsiasi malpractice.

3. Confidenzialità: Proteggere le informazioni personali dei pazienti e non divulgarle senza il loro consenso.

4. Compassione: Mostrare empatia e comprensione verso il dolore e la sofferenza dei pazienti.

5. Competenza: Mantenere e migliorare costantemente le competenze professionali per fornire una migliore assistenza.

6. Collaborazione: Lavorare in stretta collaborazione con il team medico e con altri professionisti della salute per garantire cure coordinate e di alta qualità.

La deontologia, d'altra parte, è lo studio del comportamento morale e delle responsabilità professionali. Gli Oss devono rispettare rigorosamente i principi deontologici per garantire una pratica etica e di alta qualità. Questi principi includono:

- **Il Dovere verso il Paziente:** La priorità assoluta dell'Oss è il benessere del paziente. Questo significa fornire cure con competenza, empatia e rispetto.

- **Il Dovere verso la Comunità:** Gli Oss devono contribuire al benessere della comunità fornendo assistenza socio-sanitaria di alta qualità e partecipando a iniziative di promozione della salute.

- **Il Dovere verso se Stessi:** Mantenere e migliorare costantemente le proprie competenze è un dovere deontologico. Gli Oss devono essere pronti a crescere professionalmente.

- **Il Dovere verso i Colleghi:** La collaborazione e il rispetto tra i membri del team sanitario sono essenziali per garantire cure coordinate.

Rispetto della Privacy e della Dignità del Paziente

Il rispetto della privacy e della dignità del paziente è un aspetto cruciale dell'etica nell'assistenza socio-sanitaria. I pazienti si affidano agli Oss per ricevere cure e supporto, e spesso si trovano in situazioni di vulnerabilità. Mantenere la privacy e la dignità del paziente è una responsabilità sacra.

Gli Oss devono garantire che le informazioni personali dei pazienti siano conservate in modo confidenziale. Questo significa che non devono essere divulgati a terzi senza il consenso del paziente, a meno che non sia necessario per la sua cura. Il rispetto della privacy è essenziale per instaurare la fiducia tra l'Oss e il paziente.

La dignità del paziente riguarda il modo in cui il paziente viene trattato. Gli Oss devono assicurarsi che il paziente sia trattato con rispetto, gentilezza e empatia. Questo include rispettare le scelte del paziente, le sue credenze culturali e religiose, e garantire che il paziente sia coinvolto nelle decisioni riguardanti la propria assistenza.

Nel corso degli anni, le leggi e le normative italiane hanno sottolineato l'importanza del rispetto della privacy e della dignità del paziente, rendendo queste pratiche obbligatorie.

In conclusione, la pratica etica e il rispetto della privacy e della dignità del paziente sono aspetti centrali nella vita dell'Operatore Socio Sanitario. Questi principi sono fondamentali per garantire cure di alta qualità e instaurare una relazione di fiducia con i pazienti. Nel prossimo capitolo, esploreremo le competenze pratiche dell'Oss, che sono altrettanto cruciali per fornire assistenza di eccellenza.

Capitolo 5: Competenze Pratiche dell'Oss

Nelle Mani dell'Empatia e della Competenza

In questo capitolo, esploreremo le competenze pratiche essenziali per un Operatore Socio Sanitario (Oss). Queste abilità sono fondamentali per fornire assistenza di alta qualità ai pazienti. Esamineremo tre aree chiave: l'assistenza agli anziani, l'assistenza pediatrica e il supporto nelle attività quotidiane.

Assistenza agli Anziani: Tesori di Esperienza e Saggezza

Gli anziani rappresentano una parte significativa della popolazione italiana, e l'assistenza a questa fascia di età richiede un approccio speciale. Gli Oss svolgono un ruolo fondamentale nell'aiutare gli anziani a vivere una vita dignitosa e confortevole. Questa assistenza comprende:

1. Assistenza alle Attività Quotidiane: Gli anziani possono affrontare sfide nell'eseguire attività quotidiane come il vestirsi, il mangiare e il fare il bagno. Gli Oss forniscono supporto fisico ed emotivo per aiutare gli anziani a svolgere queste attività in modo indipendente, quando possibile.

2. Monitoraggio dei Segni Vitali: Gli Oss sono spesso responsabili di misurare e registrare i parametri vitali degli anziani, come la pressione sanguigna e la frequenza cardiaca. Questi dati sono fondamentali per la gestione della salute.

3. Assistenza nella Terapia Farmacologica: Mentre la somministrazione dei farmaci è sempre sotto osservazione infermieristica o medica, gli Oss possono aiutare gli anziani a prendere i farmaci prescritti in modo corretto, ricordando loro gli orari e garantendo che siano assunti nel modo appropriato.

4. Supporto Emotivo: La solitudine e la depressione possono colpire gli anziani. Gli Oss forniscono un ascolto empatico e un sostegno emotivo per aiutare gli anziani a gestire le sfide legate all'invecchiamento.

Assistenza Pediatrica: Accoglienza, Dolcezza e Cura

L'assistenza pediatrica richiede un approccio delicato e amorevole. Gli Oss che lavorano con i bambini devono avere una profonda comprensione delle loro esigenze uniche. Questa assistenza comprende:

1. Assistenza nell'Igiene e nel Cambio del Pannolino: Per i bambini piccoli, l'igiene è fondamentale. Gli Oss aiutano a mantenere puliti e asciutti i neonati e i bambini piccoli, garantendo il loro comfort.

2. Alimentazione e Nutrizione: Gli Oss possono assistere nella preparazione dei pasti e nell'alimentazione dei bambini, seguendo le indicazioni dei genitori o del personale medico.

3. Gioco e Supporto Emotivo: I bambini hanno bisogno di interazione sociale e di stimolazione. Gli Oss possono partecipare al gioco e fornire supporto emotivo per aiutare i bambini a sentirsi al sicuro e felici.

4. Somministrazione di Farmaci: Nella somministrazione di farmaci ai bambini, la precisione è essenziale. Gli Oss devono seguire attentamente le istruzioni del medico e garantire che i farmaci siano somministrati in modo sicuro e corretto.

Supporto nelle Attività Quotidiane: Il Cuore dell'Assistenza Socio-Sanitaria

Fornire supporto nelle attività quotidiane è uno dei compiti principali di un Oss. Questo tipo di assistenza è vitale per aiutare i pazienti a mantenere un buon livello di autonomia. Le attività quotidiane possono includere:

1. Igiene Personale: Aiutare i pazienti a fare il bagno, a lavarsi, a vestirsi e a pettinarsi. Mantenere un'igiene personale adeguata è fondamentale per la salute.

2. Alimentazione: Preparare pasti equilibrati e assistere i pazienti nell'alimentazione, specialmente se hanno difficoltà motorie o di coordinazione.

3. Movimento e Mobilizzazione: Aiutare i pazienti a spostarsi e ad eseguire esercizi leggeri per mantenere la mobilità e prevenire le complicanze da immobilizzazione.

4. Gestione della Terapia: Assicurare che i pazienti seguano correttamente le indicazioni mediche, comprese le terapie farmacologiche, quando necessario.

La Somministrazione dei Farmaci: Osservazione e Precisione

La somministrazione dei farmaci è una parte cruciale dell'assistenza sanitaria, ma va effettuata con grande precisione. Gli Oss sono spesso coinvolti nella preparazione e nell'assistenza durante la somministrazione dei farmaci. Tuttavia, è importante ricordare che la somministrazione dei farmaci è sempre sotto osservazione infermieristica o medica.

Gli Oss devono essere competenti nella preparazione e nell'assistenza ai pazienti durante la somministrazione dei farmaci, seguendo le indicazioni mediche in modo preciso. Questo include:

- Conoscere i farmaci, le loro dosi e le modalità di somministrazione.

- Verificare l'identità del paziente e assicurarsi che il farmaco sia destinato al paziente corretto.

- Garantire che il paziente assuma il farmaco nel modo prescritto.

- Monitorare le reazioni avverse e segnalare tempestivamente qualsiasi problema al personale medico.

La somministrazione dei farmaci richiede attenzione ai dettagli e responsabilità. La sicurezza dei pazienti è prioritaria, e gli Oss devono lavorare in stretta collaborazione con il personale infermieristico o medico per garantire cure sicure ed efficaci.

In conclusione, le competenze pratiche degli Oss sono fondamentali per fornire assistenza di alta qualità ai pazienti di diverse fasce di età. Le competenze descritte in questo capitolo riflettono l'importanza dell'empatia, della precisione e della dedizione nell'assistenza socio-sanitaria. Nel capitolo successivo, esploreremo l'importanza della comunicazione efficace nell'ambito dell'assistenza socio-sanitaria.

Capitolo 6: Procedure Sanitarie Fondamentali

La Cura nei Dettagli: Igiene, Sterilizzazione, Parametri Vitali e Prevenzione delle Infezioni

Nel sesto capitolo, approfondiremo le procedure sanitarie fondamentali che un Operatore Socio Sanitario (Oss) deve padroneggiare per garantire cure sicure ed efficaci. Esamineremo due aree chiave: l'igiene, la sterilizzazione e la prevenzione delle infezioni, e la misurazione dei parametri vitali. Inoltre, affronteremo le differenze nei parametri vitali tra adulti e pazienti pediatrici, oltre a esplorare come riconoscere le diverse patologie che possono causare alterazioni nei parametri vitali.

Igiene, Sterilizzazione e Prevenzione delle Infezioni

La Difesa contro i Pericoli Invisibili

L'igiene è un aspetto cruciale dell'assistenza socio-sanitaria. Una corretta igiene personale e ambientale riduce il rischio di infezioni e contribuisce al benessere generale dei pazienti. Gli Oss svolgono un ruolo importante nel garantire l'igiene e la sterilizzazione degli strumenti medici. Questi compiti includono:

1. Igiene Personale: Gli Oss devono mantenere un'elevata igiene personale. Questo include il lavaggio frequente delle mani, l'uso di dispositivi di protezione personale come guanti e maschere quando necessario, e il cambio degli indumenti da lavoro regolarmente.

2. Igiene Ambientale: Mantenere un ambiente pulito è fondamentale per prevenire la diffusione di infezioni. Gli Oss devono garantire che le stanze dei pazienti e le aree comuni siano regolarmente pulite e disinfettate.

3. Sterilizzazione degli Strumenti: Gli Oss devono assicurarsi che gli strumenti medici siano sterilizzati prima dell'uso. Questo riduce il rischio di infezioni nosocomiali, ovvero infezioni contratte all'interno di un'unità sanitaria.

4. Prevenzione delle Infezioni: Gli Oss devono conoscere e seguire le procedure di prevenzione delle infezioni. Questo può includere l'uso di misure di isolamento quando necessario e l'educazione dei pazienti sulle pratiche di igiene personale.

Misurazione dei Parametri Vitali

Il Battito del Cuore della Cura

La misurazione dei parametri vitali è un aspetto essenziale dell'assistenza socio-sanitaria. Questi parametri forniscono informazioni cruciali sulla salute di un paziente e sono spesso utilizzati per valutare la gravità delle condizioni mediche. I principali parametri vitali includono:

1. Pressione Sanguigna: La pressione arteriosa è una misura della forza esercitata dal flusso sanguigno sulle pareti delle arterie. Si misura con due numeri: la pressione sistolica (la pressione quando il cuore si contrae) e la pressione diastolica (la pressione quando il cuore si rilassa). Nei pazienti pediatrici, i valori normali variano a seconda dell'età. Ad esempio, per un neonato, la pressione arteriosa media è di circa 70/45 mmHg, mentre per un adolescente, la pressione normale è di circa 110/70 mmHg.

2. Frequenza Cardiaca: La frequenza cardiaca è il numero di battiti cardiaci al minuto. Nei bambini, la frequenza cardiaca è generalmente più alta rispetto agli adulti. Un neonato può avere una frequenza cardiaca media di 120-160 battiti al minuto, mentre un adulto ha una frequenza cardiaca media di 60-100 battiti al minuto.

3. Frequenza Respiratoria: La frequenza respiratoria è il numero di respiri al minuto. Anche la frequenza respiratoria varia con l'età. Ad esempio, un neonato può avere una frequenza respiratoria di 30-60 respiri al minuto, mentre un adulto ha una frequenza respiratoria di 12-20 respiri al minuto.

4. Temperatura Corporea: La temperatura corporea normale varia con l'età. Nei bambini, la temperatura normale è generalmente più elevata rispetto agli adulti. Un neonato ha una temperatura corporea normale di circa 36,5-37,5°C, mentre un adulto ha una temperatura normale di circa 36,1-37,2°C.

Riconoscere le Patologie che Causano Alterazioni dei Parametri Vitali

L'Arte della Diagnosi

Gli Oss devono essere in grado di riconoscere le diverse patologie che possono causare alterazioni nei parametri vitali. Alcune delle patologie più comuni che possono influenzare i parametri vitali includono:

1. Ipertensione: L'ipertensione, o pressione sanguigna elevata, può aumentare sia la pressione sistolica che quella diastolica. L'ipertensione è un fattore di rischio importante per malattie cardiache e ictus.

2. Bradicardia: La bradicardia si verifica quando la frequenza cardiaca è anormalmente bassa. Può essere causata da problemi cardiaci o da condizioni come l'ipotiroidismo.

3. Tachicardia: La tachicardia è l'aumento anormale della frequenza cardiaca. Può essere causata da ansia, febbre o patologie cardiache.

4. Iperventilazione: L'iperventilazione porta a un aumento della frequenza respiratoria. È spesso associata all'ansia o all'acidosi respiratoria.

5. Febbre: La febbre aumenta la temperatura corporea ed è spesso un segno di infezione o infiammazione.

6. Ipotermia: L'ipotermia è una diminuzione della temperatura corporea ed è spesso causata da esposizione al freddo estremo.

7. Dispnea: La dispnea è la difficoltà a respirare ed è spesso associata a condizioni polmonari come l'asma o la bronchite.

Comprendere queste patologie e le loro relazioni con i parametri vitali è fondamentale per una valutazione accurata del paziente. Gli Oss devono essere pronti a segnalare qualsiasi alterazione significativa dei parametri vitali al personale infermieristico o medico, contribuendo a garantire una rapida risposta e una cura adeguata.

In conclusione, le procedure sanitarie fondamentali sono un aspetto cruciale del ruolo dell'Operatore Socio Sanitario. La corretta igiene, la sterilizzazione, la misurazione dei parametri vitali e la prevenzione delle infezioni sono fondamentali per garantire cure di alta qualità e la sicurezza dei pazienti. Comprendere le differenze nei parametri vitali tra adulti e pazienti pediatrici e riconoscere le patologie che possono influenzare questi parametri sono abilità chiave per un Oss. Nel capitolo successivo, esploreremo l'importanza della comunicazione efficace nell'ambito dell'assistenza socio-sanitaria.

Capitolo 7: Comunicazione Efficace

La Chiave dell'Empatia e dell'Assistenza di Qualità

Nel settimo capitolo, approfondiremo l'importanza della comunicazione efficace nell'ambito dell'assistenza socio-sanitaria. La comunicazione è la linfa vitale di ogni interazione tra pazienti, familiari e membri del team medico. La capacità di comunicare con empatia e chiarezza è essenziale per creare un ambiente di cura sicuro e confortevole. Esploreremo come gestire la comunicazione con i pazienti e i loro familiari, nonché la comunicazione con il team medico.

Come Gestire la Comunicazione con i Pazienti e i Loro Familiari

Un Legame di Confidenza e Sostegno

La comunicazione con i pazienti e i loro familiari è un aspetto vitale dell'assistenza socio-sanitaria. Questa interazione va ben oltre la trasmissione di informazioni; coinvolge la creazione di un legame di confidenza e sostegno. Ecco come gestire efficacemente la comunicazione con i pazienti e i loro familiari:

1. Empatia e Ascolto Attivo: Mostrare empatia è fondamentale. Gli Oss devono dimostrare un sincero interesse per il benessere dei pazienti e ascoltare attentamente le loro preoccupazioni. Questo aiuta a costruire una relazione di fiducia.

2. Chiarezza e Semplicità: Comunicare in modo chiaro e semplice è essenziale, specialmente quando si spiegano procedure mediche o si forniscono istruzioni. Evitare il gergo medico e utilizzare un linguaggio comprensibile.

3. Rispetto delle Differenze Culturali: Essere consapevoli delle differenze culturali è cruciale. Rispettare le credenze e le pratiche culturali dei pazienti contribuisce a una comunicazione rispettosa.

4. Comunicazione della Cattiva Notizia: Ci sono momenti in cui gli Oss devono comunicare notizie difficili ai pazienti o alle loro famiglie. Questo richiede una grande sensibilità ed empatia. La comunicazione deve essere onesta ma compassionevole.

5. Coinvolgimento dei Familiari: Coinvolgere i familiari nel processo decisionale quando appropriato può essere di grande aiuto. Gli Oss devono essere pronti a rispondere alle domande dei familiari e a fornire supporto.

Comunicazione con il Team Medico

La Catena di Cura che Funziona

La comunicazione con il team medico è un elemento chiave per fornire assistenza di alta qualità. Un'efficace collaborazione tra Oss, infermieri, medici e altri professionisti della salute è fondamentale per garantire un trattamento sicuro e coordinato. Ecco come gestire la comunicazione con il team medico:

1. Chiarezza e Precisione: Comunicare in modo chiaro e preciso è cruciale. Gli Oss devono essere in grado di trasmettere informazioni rilevanti in modo che il team medico possa prendere decisioni informate.

2. Segnalazione di Problemi: Gli Oss devono essere pronti a segnalare tempestivamente qualsiasi problema o situazione che richiede attenzione medica. La comunicazione dei rischi è fondamentale per prevenire complicanze.

3. Documentazione: La registrazione accurata delle informazioni è essenziale. Gli Oss devono documentare le procedure eseguite, i farmaci somministrati e le condizioni del paziente in modo che il team medico abbia accesso a informazioni aggiornate.

4. Comunicazione Interprofessionale: Collaborare con il team medico richiede rispetto reciproco e apertura alla comunicazione. Gli Oss devono essere pronti a condividere informazioni e a partecipare a discussioni sul piano di cura del paziente.

5. Rapporti di Squadra: Il coordinamento tra i membri del team medico è cruciale. Gli Oss devono partecipare attivamente a rapporti di squadra e a riunioni per garantire una comunicazione efficace e una cura integrata.

In Conclusione: La Magia della Comunicazione Efficace

La comunicazione efficace è la chiave per fornire assistenza di alta qualità e creare un ambiente di cura basato sulla fiducia e il rispetto. Gli Oss sono i ponti tra i pazienti, le loro famiglie e il team medico. La loro capacità di comunicare con empatia e chiarezza è ciò che permette alle cure di fluire in modo armonico. La comunicazione è l'essenza stessa dell'assistenza socio-sanitaria, ed è attraverso questa magia che si costruiscono relazioni di cura che durano nel tempo.

Capitolo 8: Prove Pratiche per il Concorso Oss

Il Passo Verso il Tuo Sogno: Preparazione ed Esempi di Prove

Nell'ottavo capitolo, esploreremo le prove pratiche che gli aspiranti Operatori Socio Sanitari (Oss) devono affrontare nei concorsi. Queste prove sono progettate per valutare le competenze e le conoscenze necessarie per svolgere il ruolo di Oss in modo efficace. Esamineremo esempi di prove scritte e pratiche e forniremo consigli preziosi su come prepararsi al meglio.

Esempio di Prova Scritta e Praticha

Il Tuo Momento di Verifica

Le prove scritte e pratiche sono un momento cruciale per dimostrare le tue competenze e conoscenze. Di seguito, troverai un esempio di quiz di esame con 20 domande a risposta multipla. Questo esempio ti aiuterà a comprendere il tipo di domande che potresti affrontare in un concorso Oss. Rispondi alle domande con attenzione e verifica le risposte alla fine.

Esempio di Quiz di Esame:

1. Qual è il ruolo principale di un Oss?

   a) Amministrare i farmaci

   b) Svolgere procedure mediche complesse

   c) Fornire assistenza e supporto ai pazienti

   d) Gestire la documentazione amministrativa

2. Cosa significa il termine "deontologia" nel contesto dell'assistenza socio-sanitaria?

   a) La pulizia e l'igiene personale

   b) Il rispetto delle leggi sanitarie

   c) Il comportamento morale e le responsabilità professionali

   d) La formazione medica

3. Quali parametri vitali sono essenziali per valutare la salute di un paziente?

   a) Pressione sanguigna, temperatura corporea e respiro

   b) Altezza e peso

   c) Colore degli occhi e dei capelli

d) Gruppo sanguigno e fattore Rh

4. Cosa dovresti fare se un paziente mostra segni di difficoltà respiratoria?

a) Lasciarlo da solo per un momento

b) Chiamare subito il medico

c) Continuare a svolgere il tuo compito attuale

d) Ignorare la situazione, poiché potrebbe essere temporanea

5. Quali sono le precauzioni standard per prevenire le infezioni in un ambiente sanitario?

a) Indossare guanti e maschere solo quando si tratta di pazienti infetti

b) Non preoccuparsi troppo delle precauzioni

c) Lavare le mani regolarmente e indossare dispositivi di protezione personale quando necessario

d) Utilizzare sempre gli stessi strumenti per pazienti diversi

6. Cosa rappresenta la sigla "CPR" nel contesto medico?

a) Controllo pressione sanguigna

b) Cura prenatale

c) Rianimazione cardiopolmonare

d) Trattamento chirurgico

7. Quali sono le caratteristiche principali dell'assistenza agli anziani?

a) Assistenza solo durante il giorno

b) Monitoraggio dei segni vitali costante

c) Supporto nelle attività quotidiane e rispetto delle esigenze individuali

d) Somministrazione di farmaci senza prescrizione medica

8. Cosa rappresenta la sigla "PID" nel contesto medico?

a) Prevenzione delle infezioni da HIV

b) Un'infezione sessualmente trasmessa

c) Dispositivo per la rianimazione cardiopolmonare

d) Peso ideale del paziente

9. Quale dei seguenti non è un parametro vitale?

a) Pressione sanguigna

b) Frequenza cardiaca

c) Frequenza respiratoria

d) Peso corporeo

10. Qual è il ruolo principale della frequenza respiratoria?

a) Misurare il flusso sanguigno nel corpo

b) Rilevare l'acidità nel sangue

c) Controllare l'apporto di ossigeno al corpo

d) Monitorare il funzionamento del sistema digestivo

Consigli per Prepararsi al Meglio

Il Successo è nella Preparazione

Per affrontare con successo le prove pratiche per il concorso Oss, è fondamentale una preparazione accurata. Ecco alcuni consigli per aiutarti a prepararti al meglio:

1. Studio Costante: Dedica tempo ogni giorno allo studio. Fissa obiettivi di apprendimento e segui un programma di studio strutturato.

2. Materiale di Studio Affidabile: Utilizza testi di studio affidabili e risorse online. Assicurati che il materiale sia aggiornato e pertinente.

3. Simulazioni di Prove: Pratica con quiz e simulazioni di prove per abituarti al formato delle domande e migliorare il tuo tempismo.

4. Partecipazione a Corsi: Se possibile, partecipa a corsi di preparazione ai concorsi Oss. Questi corsi offrono istruzioni dettagliate e consigli pratici.

5. Risorse Complementari: Esplora risorse complementari come video didattici, webinar e forum online per ottenere una comprensione più approfondita.

6. Domande di Esempio: Risolvi un numero considerevole di domande di esempio. Ciò ti aiuterà a identificare le tue aree di forza e debolezza.

7. Gestione dello Stress: Impara tecniche di gestione dello stress, come la respirazione profonda e il rilassamento, per affrontare con serenità le prove.

8. Revisione Regolare: Fai regolarmente delle revisioni per consolidare le tue conoscenze. La revisione costante è fondamentale.

9. Chiedi Aiuto: Se hai dubbi o difficoltà, non esitare a chiedere aiuto a insegnanti, tutor o professionisti del settore.

10. Mantenere la Motivazione: Ricorda il motivo per cui hai scelto di diventare un Oss. Mantieni alta la tua motivazione e visualizza il tuo obiettivo.

Prepararsi per un concorso Oss richiede impegno e dedizione, ma è il passo verso la realizzazione del tuo sogno di entrare nel mondo dell'assistenza socio-sanitaria. Con la giusta preparazione e la giusta mentalità, sei sulla strada giusta per raggiungere il successo. In bocca al lupo!

Capitolo 9: L'Oss come Membro del Team Sanitario

Un Anello Indispensabile: Il Ruolo Chiave dell'Oss nell'Equipe Sanitaria

Nel nono capitolo, esploreremo il ruolo fondamentale dell'Operatore Socio Sanitario (Oss) all'interno dell'equipe sanitaria. Gli Oss svolgono una funzione essenziale nel fornire assistenza e supporto ai pazienti e collaborano attivamente con altri professionisti della salute. Approfondiremo la loro collaborazione con altri membri del team e la gestione di situazioni di emergenza.

Collaborazione con Altri Professionisti della Salute

Un Intreccio di Competenze e Responsabilità

Gli Oss non lavorano in isolamento, ma fanno parte di un team sanitario più ampio. La collaborazione con altri professionisti della salute è fondamentale per garantire cure di alta qualità. Ecco come gli Oss si integrano nell'equipe sanitaria:

1. Comunicazione Efficace: Gli Oss devono essere abili comunicatori. Devono essere in grado di trasmettere informazioni chiare e tempestive sia ai colleghi che ai pazienti. La comunicazione aperta e rispettosa è essenziale.

2. Coordinamento delle Cure: Gli Oss lavorano in stretta collaborazione con infermieri, medici, terapisti e altri professionisti. Contribuiscono al piano di cura del paziente, partecipano alle riunioni di squadra e forniscono aggiornamenti sullo stato del paziente.

3. Assistenza Complementare: Gli Oss forniscono assistenza complementare ai pazienti. Ad esempio, possono aiutare i pazienti a seguire le terapie prescritte, a svolgere esercizi fisici e a gestire le attività quotidiane.

4. Rispetto delle Competenze: Gli Oss conoscono i propri limiti e rispettano le competenze di altri professionisti. Quando una situazione richiede l'intervento di un medico o di un infermiere, gli Oss sanno quando chiedere aiuto.

5. Supporto Emotivo: Gli Oss offrono supporto emotivo ai pazienti e alle loro famiglie. Questo può includere l'ascolto delle preoccupazioni dei pazienti e la fornitura di conforto in momenti difficili.

Gestione delle Situazioni di Emergenza

Pronti per Ogni Evenienza

Le situazioni di emergenza possono verificarsi in qualsiasi ambiente sanitario. Gli Oss devono essere pronti a gestire queste situazioni in modo calmo ed efficiente. Ecco come affrontano le situazioni di emergenza:

1. Formazione in Rianimazione: Gli Oss ricevono formazione in rianimazione cardiopolmonare (CPR) e sanno come utilizzare un defibrillatore. Queste competenze sono vitali in caso di arresto cardiaco.

2. Protocolli di Emergenza: Gli Oss seguono i protocolli di emergenza stabiliti dalla struttura sanitaria. Questi protocolli definiscono le azioni da intraprendere in situazioni specifiche.

3. Valutazione Rapida: Gli Oss valutano rapidamente la gravità della situazione e agiscono di conseguenza. La priorità è la sicurezza del paziente.

4. Collaborazione con il Team: Durante un'emergenza, gli Oss collaborano strettamente con altri membri del team sanitario. Ogni ruolo è cruciale per la gestione dell'emergenza.

5. Comunicazione con i Pazienti: Gli Oss comunicano con i pazienti in modo rassicurante durante un'emergenza, fornendo informazioni e conforto.

6. Registrazione e Documentazione: Dopo un'emergenza, gli Oss registrano accuratamente gli eventi e le azioni intraprese. La documentazione è essenziale per l'analisi post-emergenza.

In conclusione, gli Oss sono membri indispensabili dell'equipe sanitaria. La loro collaborazione con altri professionisti della salute assicura cure complete e coordinate per i pazienti. Inoltre, la loro preparazione per situazioni di emergenza è un elemento di sicurezza vitale in ogni struttura sanitaria. Nel prossimo capitolo, esploreremo l'importanza dell'aggiornamento continuo delle competenze e della formazione per gli Oss, un aspetto chiave per fornire assistenza di alta qualità.

Capitolo 10: Il Futuro dell'Oss in Italia

Verso Nuovi Orizzonti: La Professione dell'Oss in Evoluzione

Nel decimo capitolo, gettiamo uno sguardo sul futuro della professione dell'Operatore Socio Sanitario (Oss) in Italia. Questa figura svolge un ruolo fondamentale nel sistema sanitario, ma il suo percorso è in costante evoluzione. Esploreremo le sfide e le opportunità che attendono gli Oss, così come l'importanza dell'aggiornamento e della formazione continua.

Sfide e Opportunità nella Professione dell'Oss

Camminando Tra le Sfide, Abbracciando le Opportunit

La professione dell'Oss è essenziale nel sistema sanitario italiano, ma non è priva di sfide. Tuttavia, ogni sfida porta con sé opportunità di crescita. Ecco alcune delle principali sfide e opportunità:

Sfide

1. Invecchiamento della Popolazione: L'invecchiamento della popolazione italiana significa una crescente domanda di assistenza agli anziani, mettendo pressione sulla professione dell'Oss per garantire cure di alta qualità.

2. Carico di Lavoro Elevato: Gli Oss spesso affrontano carichi di lavoro elevati e turni irregolari, il che può portare a un aumento dello stress e della fatica.

3. Competizione nel Settore: Il settore dell'assistenza sanitaria è altamente competitivo, e gli Oss potrebbero dover competere per opportunità di lavoro.

4. Aggiornamenti Normativi: Le normative sanitarie cambiano e gli Oss devono rimanere costantemente aggiornati per conformarsi a nuovi standard e procedure.

Opportunità

1. Crescente Domanda: La crescente domanda di assistenza sanitaria rende gli Oss sempre più essenziali, creando opportunità di carriera a lungo termine.

2. Specializzazioni: Gli Oss possono cercare specializzazioni in settori come l'assistenza domiciliare, la riabilitazione o l'assistenza pediatrica, ampliando le loro competenze e opportunità professionali.

3. Tendenze Tecnologiche: L'adozione di tecnologie sanitarie avanzate può semplificare il lavoro degli Oss, migliorando l'efficienza e la qualità dell'assistenza.

4. Promozione della Salute: Gli Oss possono svolgere un ruolo chiave nella promozione della salute e nella prevenzione delle malattie, contribuendo a migliorare la salute della comunità.

Aggiornamenti e Formazione Continua

Il Cammino Verso l'Eccellenza

La formazione continua è un elemento cruciale per il successo e il progresso della professione dell'Oss. Gli Oss devono rimanere aggiornati sulle ultime pratiche, normative e tecnologie sanitarie. Ecco come possono farlo:

1. Corsi di Aggiornamento: Gli Oss possono partecipare a corsi di aggiornamento per approfondire le loro competenze e rimanere al passo con le ultime tendenze nell'assistenza sanitaria.

2. Certificazioni Avanzate: Ottenere certificazioni avanzate in settori specifici, come la geriatria o la riabilitazione, può migliorare le prospettive di carriera degli Oss.

3. Partecipazione a Conferenze: La partecipazione a conferenze sanitarie permette agli Oss di apprendere dalle esperienze di altri professionisti e di acquisire nuove conoscenze.

4. Formazione in Tecnologia Sanitaria: L'adozione di tecnologie sanitarie avanzate è un aspetto chiave dell'assistenza moderna. Gli Oss possono formarsi sull'uso di tali tecnologie.

5. Apprendimento Collaborativo: Collaborare con altri membri del team sanitario favorisce l'apprendimento e l'acquisizione di nuove competenze.

La formazione continua non solo migliora le competenze degli Oss, ma rafforza anche la professione nel suo complesso. Gli Oss ben preparati sono in grado di affrontare le sfide del futuro e di sfruttare appieno le opportunità in evoluzione.

In conclusione, il futuro della professione dell'Oss in Italia è luminoso, con una domanda crescente e opportunità di crescita. Tuttavia, è essenziale affrontare le sfide con determinazione e investire nella formazione continua per rimanere all'avanguardia. Gli Oss sono i pilastri dell'assistenza socio-sanitaria e continuano a plasmare il futuro della salute in Italia.

Conclusione

Il nostro viaggio alla scoperta dell'Operatore Socio Sanitario è giunto al termine, ma il suo impatto è destinato a perdurare. Abbiamo esplorato l'importanza cruciale di questa figura nell'ambiente sanitario, abbiamo compreso le sfide che gli Oss affrontano e le opportunità che si aprono davanti a loro. Abbiamo guardato al futuro, riconoscendo la necessità dell'aggiornamento costante e della formazione continua per continuare a fornire assistenza di alta qualità.

In questo affascinante mosaico dell'assistenza socio-sanitaria, l'Operatore Socio Sanitario è una gemma preziosa. Ma non è solo. È parte di un team, un insieme di professionisti che lavorano insieme per garantire il benessere dei pazienti. Gli infermieri, i medici, gli Oss e molti altri ruoli si uniscono in un'armonia di cura e compassione.

Per chiudere questa pagina del nostro viaggio, vorremmo dedicare una piccola ode all'Oss, un tributo a tutti coloro che scelgono questa nobile professione:

OSS

Ode all'Oss, tu l'angelo silenzioso,

Tra gli ammalati e i deboli sei prezioso.

Con cura e con dolcezza assisti ogni giorno,

Portando conforto, luce e calore intorno.

Sei la voce gentile, il sorriso e la mano,

Che rende il percorso del paziente meno insano.

Con competenza e cuore, tu svolgi il tuo compito,

Perché ogni persona sia trattata con rispetto.

Nei momenti difficili, nelle notti senza fine,

La tua presenza è un faro, un raggio di luce divine.

Nelle tue mani, il malato trova conforto e speranza,

Grazie a te, ogni giorno è una nuova danza.

Cari Oss, siete i guardiani della salute,

E in questa poesia, la vostra virtù è in salute.

Vi rendiamo omaggio con gratitudine e amore,

Perché siete i custodi del bene, per sempre e ancora.

Grazie, Oss, per la vostra dedizione e il vostro impegno. Che possiate continuare a illuminare il cammino della salute per tutti coloro che incontrate. Il vostro ruolo è veramente straordinario, e per questo vi ringraziamo con tutto il cuore.